I0059585

Lk 2041.

5766.

5/25

EXTRAIT

DES NOUVELLES ANNALES DES VOYAGES.

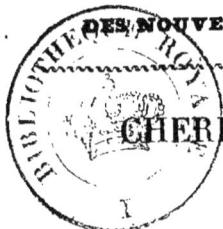

CHERBOURG ET LA MER.

FÉVRIER 1835.

A MON AMI F. DUPUIS, JUGE A ORLÉANS.

———

Les montagnes offrent un grand spectacle à l'homme. Qui peut arriver au pied des Alpes, suivre d'un point élevé leurs chaînes tortueuses à travers la Suisse et la Savoie, considérer ces pics élancés jusque dans les nuages, ces flancs couverts de neiges éternelles, ces glaciers béans qui menacent d'envahir les vallées; qui peut étudier les zones si tranchées, si invariables de la végétation, les assises perpendiculaires et horizontales de granit, de quartz et de marbre; écouter le torrent qui mugit, l'avalanche qui s'écroule, la cascade étincelante des couleurs de l'iris; et voir un coin de toutes ces merveilles, sans un plaisir bien vif, sans une émotion profonde? Qui peut les quitter sans regret, et qui de nous ne s'est pas retourné plusieurs fois avant de les abandonner pour jamais, pleurant pour ainsi dire quand la ligne de ces montagnes décroissait et s'effaçait tout-à-fait?....

Mais la mer, c'est une scène bien autrement variée, bien autrement majestueuse, bien autrement saisissante! Entre elle et les montagnes il y a la différence du fini à l'infini, du repos au mouvement. Car enfin avec de la patience et du temps, vous pouvez gravir les pentes les plus rudes et les plus difficiles, et vous reposer sur le plateau culminant des Cordillères, au bord de l'immense cratère du Popocatepetl. Mais on n'a pas encore dompté les flots, parcouru l'Océan tout entier, sondé la profondeur de ses gouffres, analysé les richesses qu'ils cachent, deviné tous ses phénomènes, ses marées mystérieuses, sa phosphorescence sous certaines latitudes, ses bancs de corail, ses îles flottantes de verdure, ses volcans sous-marins; les montagnes de glace qui obstruent le passage sous les pôles. Puis c'est le théâtre des grands événemens, des évolutions savantes, des batailles meurtrières et décisives; c'est par ce grand chemin seul que l'homme peut tenter le tour du monde, c'est par cette voie rapide, abrégée, que circulent les richesses de tous les pays. Le produit le plus étonnant de l'industrie humaine n'est-ce pas un vaisseau de ligne, qui porte un monde tout entier, qui se meut avec majesté, qui accomplit, à jour fixe, sa mission à trois, quatre, six mille lieues du port qu'il a quitté; qui vient offrir la civilisation, les arts et l'industrie, ou faire éclater la guerre et la vengeance sur un rivage lointain?

Et la tempête, et le naufrage, et l'échouement, et le combat entre deux flottes acharnées, et l'incendie à bord, et toute cette masse enflammée qui

saute et s'engloutit dans la mer; et enfin la rencon-
tre et l'abordage du corsaire sans ame et sans pitié,
ou l'abandon sur des côtes désertes, inhospitalières,
voilà des images, des souvenirs plus puissans que
tout ce que les montagnes peuvent offrir dans leurs
tableaux les plus curieux et les plus sévères. Qu'est-
ce qu'un ou deux voyageurs surpris par la tour-
mente au milieu des Alpes et que la neige ensevelit?
Le chien du Saint-Bernard, avec son admirable
instinct, le chien du Saint-Bernard, guidé par le
prêtre de la charité, les retrouvera peut-être avant
qu'ils aient rendu leur dernier soupir. Qu'est-ce
qu'un malheureux dévoré isolément au milieu de la
nuit par l'ours, ou par l'aigle des montagnes? Qu'est-
ce encore que les cabanes de quelques villages em-
portées par le glacier qui marche, ou par le lac qui
rompt sa barrière, si vous comparez ces accidens
rares et individuels à ces grandes calamités dont la
mer est le théâtre journalier, lors même que la
guerre n'y entre pour rien, et que le redoutable élément sur lequel la vie de tant d'hommes se joue,
accomplit seul son action ordinaire et terrible?

Les coquillages aux vives couleurs, aux formes
gracieuses ou bizarres, les perles d'un prix inesti-
mable, les madrépores entassés dans le sein de la
mer, rivalisent avantageusement avec les cristaux,
les améthystes et les pierres arborisées des montagnes : des milliers de plantes flottent à la surface de
la mer, ou se cachent dans l'épaisseur de ses eaux;

des forêts entières existent dans ses abîmes, offrant les merveilles de la végétation la plus curieuse ; enfin des oiseaux volent par bandes autour des navires, se fixent sur les mâts, annoncent la terre et couvrent le rivage; et ces êtres presque amphibies l'emportent par leurs formes, par leur plumage, par leur nombre sur ceux qui vous apparaissent, à de rares intervalles, sur les cimes des Alpes; enfin les monstres de l'Océan, qui se meuvent lourdement dans les mers du Nord, dépassent de bien loin par leurs formes colossales les animaux de la plus haute stature qui habitent les points élevés des continens.

. Les guides sont renommés pour la plupart, je ne le conteste pas, pour leur courage, leur adresse et leur probité; l'un d'eux sauva Buonaparte au Saint-Bernard, et le retint par le pli de son manteau sur la pente d'un ravin profond; Pacart et d'autres sont célèbres à Chamouny par leur intelligence et leur dévouement. Mais qui oserait les comparer à ces marins de nos ports, qui, dans les momens de péril, se jettent dans la mer et volent au secours des bâtimens en détresse? Pour ne citer que Cherbourg qui va nous occuper tout-à-l'heure, chaque année c'est chose commune de voir des récompenses décernées (et quelquefois on les refuse noblement) à des pères de famille, à des enfans qui risquent leur vie pour sauver celle de leurs camarades ou d'un étranger. Et il y a peu de mois encore, n'avons-nous pas admiré le zèle héroïque de cet officier, M. de

Livois, qui pendant la tempête qui compromit le sort de tant de marins et de vaisseaux dans la rade d'Alger, s'est exposé à la mort pour protéger les malheureux naufragés; et que nous avons vu périr au moment même où il allait couronner trois jours de lutte intelligente et de courage par un dernier acte d'humanité? Enfin les mœurs des montagnards sont simples, uniformes, hospitalières. Leur vie se borne à des excursions rarement périlleuses pendant l'été sur des points qui leur sont familiers; à la culture d'un peu de terre arrachée aux torrens, ou conquis sur le rocher, au soin des animaux, à la fabrication des fromages, travaux tranquilles et monotones; mais l'existence des marins est dure, aventureuse et variée, pleine d'accidens; la nuit n'est pas même pour eux le temps du repos : c'est souvent l'heure des manœuvres les plus rudes ; le simple pêcheur combat sans cesse contre l'élément qui le porte : toute sa carrière est misérable, et de ce poisson qui lui coûte tant de sueurs et qu'il ramène chaque matin dans sa barque, il ne lui en écheoit, pour prix de son labeur, que la plus chétive part.

Vous voyez quelquefois, je le sais, des Anglais patiens arriver dans les stations les plus solitaires de la Suisse, sur la fin de novembre, quand les touristes de leur île et les dandys de l'Europe s'en éloignent avec précipitation pour aller se caser confortablement au sein des villes du midi. De ces points scientifiques, de ces observatoires glacés et

déserts, enveloppés de fourrures épaisses, ces intré-
pides voyageurs visitent, avec d'incroyables efforts,
aux dépens de leur vie, les montagnes les plus éle-
vées; ils précisent avec une justesse mathématique
la hauteur des neiges qui tombent chaque jour; la
nuit, ils interrompent leur sommeil pour voir à
quel degré le mercure descend; ils épient le vol
des oiseaux de passage au milieu de ce ciel calme
et nébuleux, ils suivent à la piste le petit nombre
d'animaux capables de résister à cette température
rigoureuse, et vivant des mousses et des lichens que
nul hiver ne flétrit, et que la Providence leur ré-
serve; ils se plaisent à suivre aussi les rivières
arrêtées souvent dans leur cours, à demeurer long-
temps devant les cascades fixées le long des ro-
chers, ou bien à jouir du reflet des rayons solai-
res, pâles et rares à cette époque; ils étudient les
habitudes de ces bons Savoyards qui, durant l'été,
sont nos guides intelligens, alertes, et qui, dans l'hiver, s'appliquent à diverses industries casanières,
vivent renfermés comme des marmottes dans leurs
maisons de bois, se frayant un chemin jusqu'au cha-
let le moins éloigné, à travers des remparts de
neige. Ce doit être une vie curieuse que celle-là,
une vie de silence et de travaux au coin du feu, à
la lueur de la lampe, tandis que la vie de l'été n'est
qu'une suite de courses, de fêtes et de jouissances.
Puis, dans les mauvais jours, quand il y aurait folie
et péril à se risquer sur les pentes glissantes, devant

un foyer où pétille le sapin résineux, ils s'occupent
de leur journal, enregistrent chronologiquement les
horreurs au milieu desquelles ils se condamnent à
vivre pour notre instruction, et rédigent soigneusement le récit des expéditions aventureuses qui
nous fera peut-être frissonner, nous autres lâches
et heureux citadins, qui gardons le coin du feu,
près de nos livres et de nos amis.

Quitter aussi Paris, quand le soleil est voilé,
quand la pluie est froide et que le vent bat nos croi-
sées; quitter Paris, lorsque près d'une cheminée
ardente, les pieds sur un tapis moëlleux, assis devant une table chargée des brochures du jour et des
lithographies nouvelles, vous pouvez passer une
soirée littéraire, et savourer le thé des caravanes
que verse une main amie dans une tasse de vieux
Sèvres; quitter toutes ces douceurs pour s'acheminer
vers la mer, vers la mer houleuse, qui bat les roches
de ses lames mugissantes; faire cent lieues au mois de
février, enfermé dans une lourde voiture, quelquefois
avec d'insipides voyageurs, exposé au froid, à la boue,
aux mauvais propos et aux méchans repas, tout cela
n'est pas sans courage. Mais les désagrémens passagers,
les légers sacrifices faits à la commodité et à l'amour-
propre sont largement payés, lorsqu'avide d'un terrible et magnifique spectacle vous contemplez, avec
un peu de philosophie, hermétiquement enveloppé
dans votre plaid écossais, cette scène de solitude,
de désolation, d'immensité, qui remue l'ame si

puissamment ; lorsqu'en descendant de la diligence,
à peine rafraîchi, réconforté, vous demandez sur le
port de Cherbourg un guide avec sa veste bleue et
son visage hâlé ; vous enfourchez un cheval de
louage, impassible créature, que ni l'éperon, ni le
fouet, ni les paroles de douceur ou de colère ne
peuvent émouvoir ; quand vous vous acheminez len-
tement sur le galet, pendant trois lieues, le pied
de votre monture souvent mouillé par le flot qui
croît, n'ayant devant vous que la mer verdâtre,
coupée d'intervalle en intervalle par des ondes
blanchissantes ; quand vous dépassez ces prodigieux
ouvrages de l'homme, ces cônes de granit, ces ci-
tadelles fixées avec tant de peine et d'argent au milieu des vagues qui s'amoncèlent, qui rugissent, qui
corrodent, qui voudraient dévorer ce bois, ce fer et
ces pierres ; quand vous jetez les yeux au loin, aussi
loin que vous le pouvez, sans rien voir que la plaine
tantôt unie, tantôt bouleversée ; et que vous vous
dites à vous-mêmes : devant moi, à vingt-cinq, à
trente lieues au-delà de ce détroit, de cette Manche
que nos navires sillonnèrent avec des chances si
diverses (1), sont les îles Jersey-Guernesey, mi-fran-
çaises, mi-anglaises, vrai repaire de contrebandiers ;
c'est Plymouth, son triple port, ses chantiers, ses
arsenaux, ses casernes immenses ; Plymouth toujours
prêt à vomir ses vaisseaux de guerre et ses vaisseaux

(1) Croirait-on que nous avons gagné plus de batailles
navales que les Anglais?

marchands ; c'est l'île de Portland , celle plus con-
nue de Wigth avec ses sites pittoresques, et Ports-
mouth d'où débouche , pendant la guerre , comme
un lion furieux, au sortir de la longue rade de Spi-
thead, la grande flotte anglaise, nouvelle Armada ,
qui court à son gré sur toutes les mers; que l'Inde la
plus reculée connaît comme les parages les plus rap-
prochés de ses côtes; menaçante, exterminatrice à
Aboukir, à Trafalgar, mais qui confondit à Navarin
ses pavillons rouges avec ceux de la France et de la Rus-
sie : noble union de l'Europe civilisée contre le Turc
ignorant et barbare ; enfin, c'est cette Angleterre,
cette île étroite , séparée presque de tout l'univers ,
pays de science, d'industrie, de richesse et de *con-*
fortabilité ; volcan qui fume de temps en temps, où
peut s'allumer un vaste incendie, mais qui fait aussi
jaillir de son sein des flots de lumière et de raison.
Puis , si vous tournez les yeux à droite, vous cô-
toyez un pays ami, vous pouvez entrer dans les ports
de France et plier votre voile au bruit des chan-
sons gasconnes et basquaises ; si vous prenez la
gauche, vous vous enfoncez vers le septentrion ,
vous entrez dans la mer du Nord, orageuse et dif-
ficile, que traversent nos hardis baleiniers ; puis
c'est la grande ceinture qui étreint le monde , puis
c'est l'infini, l'inconnu. Sublime étude , inépuisable
sujet de méditations, source féconde de pensées
graves et religieuses... Et alors, quoi qu'on en ait,
quelque calme que le ciel vous ait mis dans l'ame ,

★

on se sent ému, échauffé, passionné par ce grand
spectacle, mille souvenirs vous viennent à l'esprit !
et les vieilles rivalités de la France et de l'Angleterre,
et les haines restées vivaces parmi les petits-enfans
des deux rivages ; et les intérêts du commerce, et
les bienfaits de l'instruction qui doivent un jour rap-
procher les vainqueurs et les vaincus, les conquérans
et ceux qui furent conquis. Toutes ces idées vous
préoccupent fortement ; et vous vous plaisez à es-
pérer qu'avec des bateaux à vapeur et des chemins
de fer, avec des télégraphes et des journaux, des
écoles primaires dans le moindre village et des
gouvernemens mixtes et modérés partout, on peut
voir se réaliser le rêve du bon abbé de Saint-Pierre,
une pacification générale et perpétuelle.

Cependant le vent siffle avec force autour de moi ;
semblable au voyageur de La Fontaine suant sous
son balandran, je fais effort pour retenir un manteau qui m'échappe. Tandis que la pluie et le soleil
se disputent à qui lassera ma patience, je continue
ma route, entre la mer qui se gonfle, la grêle qui
m'assaille de ses projectiles aigus, et la tempête
toujours croissante ; mais malgré le dessein bien
arrêté de pousser jusqu'aux falaises de Jobourg, ca-
vernes profondes où s'engouffrent les eaux de la
mer, toujours si curieuse à observer dans cet en-
droit, brisée, refoulée qu'elle est par les anfrac-
tuosités du rocher, force m'est de rebrousser chemin.
Au moins parvenu à la pointe d'Acqueville, je fis

halte, et je jetai un long regard sur cette plaine
verte et je me saturai de ce coup d'œil imposant,
de ce spectacle grandiose, pour lequel je venais de
faire cent lieues. Fatigué, mouillé, presque gelé,
j'arrive dans la cabane d'un pêcheur; un vin généreux, une flamme pétillante me réchauffent et me
fortifient, et j'écoute, en me délassant, les détails
du naufrage de M. de Cheverus, lorsque revenant en
France, après les longues années d'exil, le vaisseau
qui le portait (je ne dirai pas lui et sa fortune, car
le prélat français avant de quitter l'Amérique, aban-
donna tout son petit pécule aux pauvres qu'il avait
instruits et soulagés), toucha sur des roches, par
un temps affreux, à trois lieues de Cherbourg, en
vue de ce port si désiré. L'évêque de Boston, au
milieu d'un danger imminent, et du trouble qu'il
entraînait, fit preuve de courage et d'habileté; sa
présence d'esprit sauva l'équipage et le capitaine
lui-même qui avait perdu toute force morale et phy-
sique. Les habitans de la côte garderont long-temps
le souvenir de cet échouement, et se rappelleront avec
admiration le prêtre intrépide, qui ne consentit à
s'embarquer dans un mauvais panier à poisson,
qu'après avoir assuré la vie de ses compagnons
d'infortune.

Me voici revenu près de Cherbourg; voilà le port
royal, où se construisent, où s'arment les grands
vaisseaux de guerre; voici ces lourdes masses de
bois, percées pour cent, pour cent vingt canons,

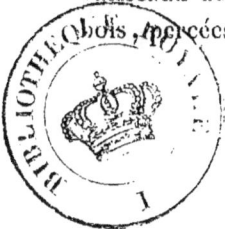

que l'on nomme le *Jupiter*, l'*Henri IV*, l'*Ajax*, le *Napoléon*, appellations mythologiques, histo- riques qui vivent tant qu'il reste un seul débris de ces bâtimens, qui sont connues dans tous les ports du monde, et dont l'histoire amuse les matelots fiers d'avoir servi sur ces navires de haut bord. On ne peut mieux concevoir jusqu'où va la puissante in- telligence de l'homme que lorsque l'on parcourt les nombreux ateliers où se préparent les cordages, les poulies, les voiles, les ancres ; les magasins qui renferment les pins du Nord et les grands chênes de nos vieilles forêts ; ces salles de construction à l'abri desquelles les charpentiers dressent ces co- losses aux larges flancs qui contiendront quelquefois autant d'hommes, de provisions, d'animaux vivans qu'un gros bourg; où vous voyez réunies la solidité, la précision la plus exacte, l'élégance dans les formes et toutes les prévisions humaines ; ces autres salles en granit, où le vaisseau, malgré ses immenses proportions, est mis à sec, tourné, retourné et ra- doubé avec autant de facilité qu'une petite barque sur le bord d'une rivière, grace aux progrès de la mécanique. Voici encore le plan incliné sur lequel vont glisser ces masses épouvantables pour aller braver l'Océan et le feu ennemi, et revenir peut- être après un seul combat entr'ouvertes, criblées de mille coups de boulet, semblables à ces balcines que le harpon a déchirées, qui flottent sur l'eau tout en- sanglantée et viennent enfin s'échouer sur le rivage.

Ce serait infini de raconter les divers travaux qu'entraîne l'établissement d'un vaisseau à trois ponts : l'imagination en est épouvantée ; et l'on ne sait ce que l'on doit admirer le plus, ou de ces bâtimens gigantesques, si bien distribués, si bien armés, si bien pourvus de toutes choses, portant si haut dans les airs leurs mâts et leurs voiles, enfonçant si profondément dans les eaux salées leur quille doublée de cuivre ; ou de cette marche merveilleuse, de cet ordre parfait qui règne dans l'intérieur de ce puissant navire, soit qu'il vogue en paix sur la mer calme, toutes voiles dehors, pour une station d'honneur et de précaution, soit que la tempête vienne le balotter comme un jouet d'enfant, ou qu'il lui faille exécuter les terribles manœuvres du combat, quand règne le silence de la mort et que le sifflet du capitaine se fait seul entendre au milieu des flammes, de la fumée, du bruit et du sang.

Il est encore curieux d'examiner en détail les modèles de toutes les espèces de navires, conservés soigneusement dans une salle séparée. C'est d'abord le roi des vaisseaux, le vaisseau de guerre, véritable citadelle flottante ; c'est la frégate, plus légère, plus hardie dans sa coupe, puissante auxiliaire au moment du combat ; la frégate destinée aux voyages scientifiques, munie d'instrumens et de livres, trompant quelquefois l'ennemi par sa vitesse, comme celle de Bonaparte qui traversa l'escadre anglaise ; c'est la corvette, le brig, la goëlette, la flûte qui volent sur la mer semblables à la flèche, transmettent les dépêches et passent au milieu des flottes; c'est la lourde gabarre employée aux transports ; c'est le ponton démâté, rasé, prison infecte et misérable ; c'est le bateau plat de Boulogne qui fit un instant courir aux armes toute la population anglaise. C'est aussi le petit canot élégant et doré que les matelots portent en triomphe à l'église le jour de saint Nicolas pour se mettre, ainsi que toute cette famille qui naît et meurt sur la mer, sous la protection de celui qui commande aux vagues et à la tempête. J'ai repassé devant une statue de la Vierge chère aux marins ; dans les grandes marées, elle surgit du sein des flots comme un phare consolateur. J'ai vu les hôpitaux, les magasins et les écoles de la marine, bâtimens taillés sur une large échelle, et dont l'importance échappe en temps de paix, quand tout sommeille dans le port, quand les vaisseaux non gréés semblent des cadavres ; mais qui s'animent d'une vie active, bruyante, passionnée quand le signal de guerre est donné, quand la ville entière est sur la jetée, inquiète et belliqueuse, et que, depuis le vieux marin qui s'est battu toute sa vie, jusqu'au jeune mousse qui brûle de faire sa première campagne, tout crie: *aux armes, mort à l'Anglais !*

Voici un autre port dont le bassin est plus modeste, plus resserré, moins profond. Là se rangent paisiblement et dorment sur leurs ancres quelques navires marchands venus de l'Angleterre, de la Bre-

tagne, du golfe de Gascogne ou de la mer du Nord,
ou bien encore de nos colonies. Mon œil, accoutumé
à de grandes proportions, ne les regarde qu'avec une
sorte de dédain. Ces petits bâtimens, méprisés par le
voyageur qui vient du grand port, du port royal, renferment pourtant dans leur sein les intérêts réels et
pacifiques de la cité; ils ne coûteront guère d'inquié-
tude et de larmes à ceux qui les montent et à ceux qui
les voient partir; les femmes et les enfans de Cherbourg verront revenir leurs époux et leurs pères de
leurs voyages aux Antilles (1), ou sur les côtes de Pro-
vence, ou des rivages de la Baltique, presqu'au jour dit,
avec autant de régularité que la diligence de Paris;
tandis que le lourd vaisseau de guerre, avec ses bou-
ches à feu, ses triples mâts, ses étages de voiles et son
formidable attirail, ne part presque toujours que
pour le combat, et que la victoire s'achète cher sur un
théâtre mobile, qui lui-même est un péril, où l'ennemi se touche corps à corps avec l'ennemi et sur
lequel il faut vaincre ou mourir.

C'est dans le port marchand que vous voyez le
dragueur, admirable invention moderne, qui sert à
enlever, au moyen d'une espèce de vis d'Archimède
perfectionnée et modifiée, les terres et les immon-
dices qui s'accumulent dans le bassin et que la ma-
rée en se retirant serait trop faible pour emporter
dans le grand canal. Plus loin, vous rencontrez le

_____

(1) Un marin, âgé de moins de 50 ans, me disait qu'il
avait été déja quatorze fois dans nos colonies.

chemin de fer qui va du pied de la montagne jusque
dans le port, voiturant ces blocs innombrables de
granit que l'on extrait depuis soixante ans pour
construire les quais, les chaussées, les cales du port
royal, et pour charger ces cônes merveilleux qui se
sont enfoncés dans la mer et sont devenus la base
inébranlable de sept môles aujourd'hui armés de
batteries, couverts d'artillerie et de soldats, qui dé-
fendent à l'ennemi de rentrer jamais dans la ville
et de renouveler le pillage et les destructions de
1758.

Du haut de cette montagne le coup d'œil est admirable, on aperçoit la ville et ses rues irrégulières;
la vieille église attribuée aux Anglais, et la pyra-
mide élevée au duc de Berry, qui vous apparaît
comme le mât d'un navire abîmé au milieu des
eaux (1). La route de Paris passe au pied, tout près
d'une petite chapelle nouvellement bâtie, dont la
porte, les fenêtres, le confessional, et l'autel, et jusqu'aux niches du bénitier, singent le gothique des
vieilles cathédrales normandes; et bientôt l'œil se
repose d'un horizon sans bornes et d'un spectacle
sévère, en s'abaissant sur un groupe de jolies maisons,
abritées du vent du nord, bâties avec élégance, espèce

---

(1) Cherbourg est le port des princes malheureux. Depuis un roi de Danemarck, chassé de ses états en 947, jusqu'à Charles X quittant la France en 1830, vingt rois, em-
pereurs ou princes, assassinés ou tombés sur l'échafaud,
ou proscrits, ont visité cette ville.

d'oasis resserrée entre le roc élevé qui la domine,
et la modeste rivière de Dillette, sa limite naturelle.
Echauffé par un rayon du soleil, quand des lauriers-
thyms, d'une grande dimension, étalaient leurs om-
belles fleuries, lorsque tout, dans ces jardins, annon-
çait l'approche du printemps, j'aurais aimé à passer
quelques jours dans une de ces maisons, peintes de
blanc et de noir, qui me rappelaient la Suisse (1).

(1) Je connais en France quatre à cinq coins de terre,
véritables paradis terrestres, où je voudrais dresser une
tente quand Paris me pèse, quand le goût de la solitude me
prend et que je suis en fantaisie de dire un adieu de quelques mois au monde. C'est, par exemple, au pied des ro-
chers de Sassenage, dans un pré de quelques arpens,
qu'arrose un filet d'eau murmurante sortant des fameuses
grottes; enclos frais et borné d'où vous pouvez entrevoir les
montagnes neigeuses de la Savoie, entendre le bruit de
l'Isère qui roule comme un torrent ses eaux gonflées; et
vous dire : je ne suis qu'à une heure de chemin de la ville
de Bayard. C'est sur les bords de l'Aisne, à Vouziers, dans
une maison commode, adossée à l'église, bien loin des
commérages de la petite ville, sur une terrasse ombragée,
dont la vue suit les jardins qui descendent d'étage en étage
jusqu'à la rivière, se plonge ensuite dans la fraîche vallée
qui tourne, se repose sur des bois en amphithéâtre et sur
quatre à cinq villages dont les toits aplatis et les briques
rougeâtres sortent du milieu des arbres fruitiers. C'est encore dans le beau verger de Jumièges, tout en face des ruines
admirables de cette vieille abbaye visitée par les voyageurs
de France et d'Angleterre, que je voudrais passer toute
une saison, m'enfermant avec M. Caumont pour l'aider à
faire les honneurs de ces pierres mutilées, de ces voûtes en-

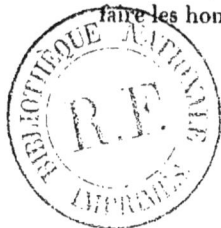

BIBLIOTHÈQUE NATIONALE
R.F.

Les arbres, les fleurs et le soleil me parurent plus attrayans que jamais; car tout autour de moi régnait une nature triste et sauvage, je ne rencontrais que des arbres rabougris et fouettés par le vent, et l'Océan était devant moi, avec ses roches à fleur d'eau, avec le souvenir de ses tempêtes et de ses naufrages, rejetant de ses abîmes quelques plantes rubanées, d'un vert glauque, et les débris putréfiés et visqueux des mollusques.

Mais enfin force me fut de dire un long et solennel adieu à la mer, de jeter mon regard le plus loin possible sur sa surface immense, de demeurer long-temps immobile et pensif devant les flots qui se roulaient, les uns sur les autres, de graver profondément dans ma mémoire les moindres détails de ce beau spectacle, de m'en éloigner à regret, et d'en jouir encore jusqu'à ce que rentré dans l'étroit salon de l'hôtel, il fallut m'occupper des derniers préparatifs du départ, et reprendre le chemin de la terre immobile, monotone, hachée en morceaux par l'homme, hérissée de clôtures vulgaires.

tr'ouvertes et menaçantes, de ces débris de colonnes et de statues. Des allées bien dessinées, bien entretenues, à travers un gazon fin, des arbres d'une belle végétation, la fumée du bateau à vapeur qui ondule dans le lointain sur la Seine, et l'horizon boisé qui vous entoure, et la lecture des chroniques du monastère, et les souvenirs qui s'y rattachent, et du lait et des fruits,.... que faut-il de plus pour être heureux, si on savait, si on pouvait l'être?

Il faut dire adieu à l'*Hôtel de Londres*, si paisible et si modeste; à cette chambrette commode et riante, d'où je pouvais, dès le matin, la tête encore sur l'oreiller, voir la Manche et les forts semés çà et là, et la longue chaussée, incroyables combinaisons de la patience et du génie, et le sloop léger arrivant des côtes d'Angleterre avec sa voile unique, et son faible équipage; ce sloop que j'avais vu vingt-quatre heures avant de quitter le port, chargé des richesses de cette bonne et féconde Normandie, qui n'envoie plus ses barques conquérantes comme autrefois sous Guillaume, qui ne se voit pas non plus envahie par l'Anglais, pillard et dévorant; mais dont toute l'ambition est de vivre en paix avec ses voisins, et de conserver avec eux des relations de commerce et d'amitié : heureuse rivalité d'industrie, d'intérêts et d'échanges, qui n'aigrissent point les cœurs, qui n'allument point de haines !

Il fallut dire adieu à cette presqu'île du Cotentin, dont le sol est si riche, dont la population est si belle, si fière et si courageuse (1), dont les femmes offrent des traits si réguliers, si nobles et quelquefois si fins (2); beau pays, à qui la providence a

(1) Tous les habitans du Cotentin s'embarquèrent pour la grande expédition d'Angleterre, et combattirent sous les ordres du frère de Guillaume le Conquérant à la bataille d'Hastings.

(2) En traversant la petite ville de Carentan, le jour de marché, mes compagnons de voyage et moi, nous remar-

tout donné, des terres fertiles, de gras pâturages,
une liqueur nourrissante, qui le dispute quelquefois au vin le plus généreux ; une mer poissonneuse,
une température molle et chaude, le plus beau débris
de l'architecture gallo - saxonne dans l'église de
Saint-Lô, et le souvenir de Tourville, succombant
au combat de la Hogue, mais loué, mais admiré
par ses ennemis.

Plus tard, il fallut dire adieu à cette grande et
opulente ville de Caen, bien assise dans une plaine
fertile, arrosée par deux rivières où le flot de l'O-
céan remonte assez pour former une sorte de port
marchand; à cette capitale du Calvados, qui garde
la dépouille glorieuse du fameux Guillaume (*con-*
questor invictissimus), et qui n'a pas laissé démolir
la maison où naquit Malherbe, le père de notre
poésie. Il fallut dire adieu à cette belle vallée d'Auge,
où s'engraissent tous ces bœufs de stature colossale,
victimes destinées aux abattoirs de Paris; il fallut
dire adieu à cette vallée d'Auge, où l'on choie avec
un soin particulier l'animal qui pendant les folles
joies des jours gras, auxquelles nous touchions, se
promènera dans Paris, les cornes dorées, chargé de
draperies et d'oripeaux, au milieu d'une mascarade

---

quâmes avec admiration des groupes de Normandes d'une
beauté parfaite ; une d'entre elles, d'une taille moyenne,
rappelait ces figures si fines, si délicates de la cour de
Louis XIV, que Petitot nous a conservées dans ses pré-
cieuses peintures sur émail.

ridicule, portant un enfant aux joues roses, éterni-
sant ainsi la mémoire des fêtes populaires et bouffones,
qui précédaient, jadis, dans la France religieuse et
sévère, l'ouverture d'un temps destiné à la prière et
au jeûne.

Il fallut dire adieu à la petite et jolie ville de
Lisieux, centre d'une grande fabrication de toiles, où
nul voyageur philantrope ne passera plus désormais
sans demander le tableau de Gosse, qui représente
Jean Hennuyer (1), prélat charitable et courageux
qui s'opposa de tout son pouvoir au massacre des protestans, après la saint Barthélemy. On aime à croire
à ce trait de générosité, de la part d'un homme qui
fut l'adversaire redoutable des protestans, et qui
vécut constamment à la cour de Charles IX. Jusqu'à
ce que ce fait honorable, contesté par quelques écri-
vains, me soit démontré faux, je serai heureux devant cette toile.

(1) Répétiteur du dauphin, depuis Henri II ; précepteur
d'Antoine de Bourbon, père d'Henri IV et des princes
Charles de Bourbon et Charles de Lorraine ; il se fit encore remarquer à la cour comme directeur (fonction délicate !) de la conscience de Diane de Poitiers et ensuite de
la fameuse Catherine de Médicis. Il conserva la charge
d'aumônier sous quatre rois. Je copie d'après la notice des
tableaux exposés cette année au Musée, les paroles qu'il
adressa au lieutenant du roi : « Je m'oppose à votre ordre ;
« ce sont mes ouailles ; je les prends sous ma protection ;
« je vais vous donner acte de ma désobéissance. » Et Charles IX lui rendit justice.

Il fallut dire adieu à la cathédrale d'Évreux, dont l'intérieur est si bien conservé, dont toutes les chapelles sont fermées par des grilles en bois sculpté avec autant de variété que de goût; il fallut dire adieu à cette horloge de l'Hôtel-de-Ville, si élégante, si délicate, si élancée, monument gracieux du moyen âge.

Enfin, il fallut dire adieu à la ville industrieuse de Louviers, qui élève au milieu des peupliers, dans les prairies que coupent en tout sens les bras multipliés de l'Eure, cent fabriques d'une haute importance, que peuplent trois mille ouvriers de tout âge, vastes ateliers où la laine subit cette série d'opérations ingénieuses, que ne soupçonne pas le consommateur et qui fondent la supériorité de ses draps dans tous les marchés d'Europe, sur ceux de l'Angleterre et de la Belgique.

La nuit est venue, me voilà sur le chemin de Paris; le sommeil me gagne. Je ne vois plus rien, je n'entends plus rien, et je ne me réveille qu'au bas de la montagne de Saint-Germain, où j'abandonne la lourde diligence, pour aller me délasser pendant quelques heures de mes fatigues de huit jours, dans l'étroit pavillon de Luciennes, que le ciel m'a fait si paisible et si riant, au milieu des violettes et des primevères naissantes.

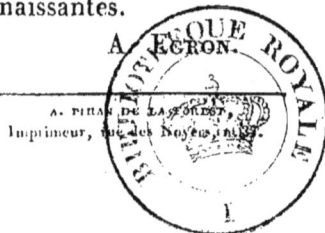

A. HÉRON.

A. PIHAN DE LA FOREST,
Imprimeur, rue des Noyers, 37.

www.ingramcontent.com/pod-product-compliance
Lightning Source LLC
Chambersburg PA
CBHW070208200326
41520CB00018B/5548